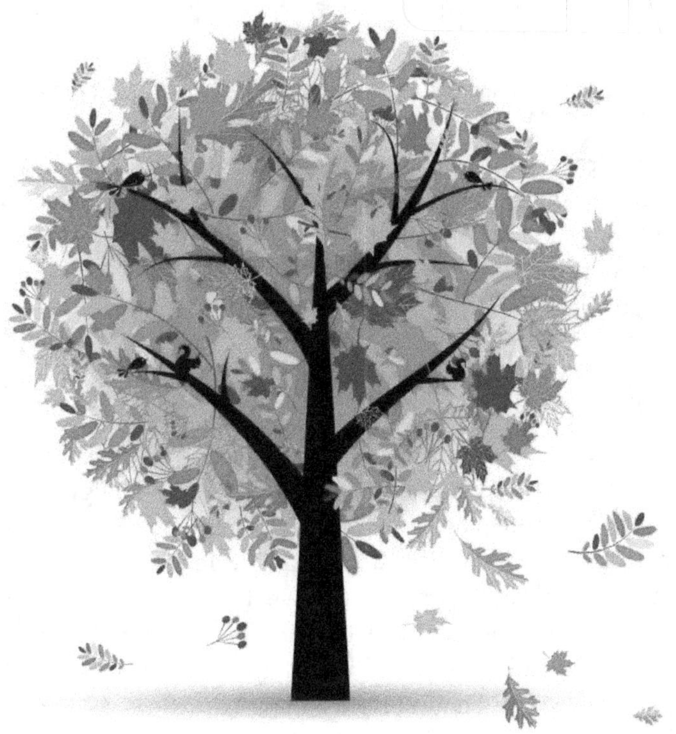

Die meisten Senioren lieben Rätsel- und Ratespiele, denn diese meist zwanglosen Aufgaben sorgen bei vielen Bewohnern für eine angenehme Abwechslung vom alltäglichen Tagesablauf. Besonders durch altersgerechte, seniorenfreundliche Quizfragen können Sie als Betreuungskräfte bzw. Alltagsbegleiter/-innen Ihre Bewohner geistig aktivieren und sie auf diese Weise kurzzeitig aus dem sich ständig wiederholenden Alltagstrott herauslotsen. Gestalten Sie einfach mit Hilfe dieses kleinen und preisgünstigen Wortsuchrätselheftes eine lustige und abwechslungsreiche Gedächtnistrainingseinheit für Ihre Bewohner und regen Sie somit Ihre Teilnehmer zum Nachdenken und Mitmachen an.

Arbeitshinweis

Einige Fragen sind bewusst etwas schwerer, um auch geistig fitte Personen anzusprechen oder die Rateteilnehmer in eine falsche Richtung zu lotsen. Das Ziel dieser Fragen ist nicht, dass die Bewohner alle Lösungen sofort wissen oder sich überfordert fühlen, sondern dass der gesuchte Begriff, durch „mehrere" Fragen erkannt wird. Es ist also völlig egal, ob man auf einzelne Fragen immer eine Antwort parat hat. Es kommt auf die Kombinationsfähigkeit der Teilnehmer an. Als verantwortungsvolle Betreuungskraft sollten Sie daher vor der Nutzung dieses Heftes überlegen, ob Ihre Teilnehmer noch die notwendigen geistigen kognitiven Fähigkeiten besitzen, um die gesuchte Hauptlösung überhaupt zu finden. Nehmen Sie sich bitte unbedingt die Zeit, und überlegen Sie genau, ob dieses Angebot zu Ihren Bewohnern passt. Es ist völliger Blödsinn, wenn Sie diese Fragen an demenziell veränderte Menschen richten, die der Fragestellung überhaupt nicht mehr folgen können und schon mit alltäglichen Aufgaben überfordert sind. Auch für Personen, die zum Beispiel in einer geschlossenen Demenz-Abteilung eines Heimes leben, sind diese Fragen viel zu schwer und erzeugen mehr Frust als Freude. Sollten Sie also auf einer solchen Abteilung arbeiten, nutzen Sie das Angebot bitte nicht. Natürlich ist uns klar, dass dies den meisten Anwendern bewusst ist, leider haben wir jedoch in der Testphase zu diesem Buch feststellen müssen, dass es auch in der Betreuung „Spezialisten" gibt, denen das völlig egal ist. Also noch einmal ausdrücklich: Dieses Heft ist für Bewohner geeignet mit Pflegegrad 1 bis 3, aber nicht für jeden Bewohner mit Pflegegrad 1 bis 3, denn es gibt immer wieder Ausnahmen. Achten Sie daher unbedingt auf die individuell vorhandenen Fähigkeiten und nutzen Sie das Arbeitsmaterial nicht unüberlegt.

Danke schön.

Denis Geier präsentiert:

Umschreibung Herbstzeit

Wortsuchrätsel für Senioren

Band 1

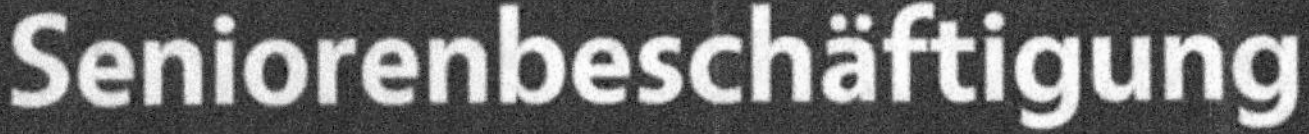

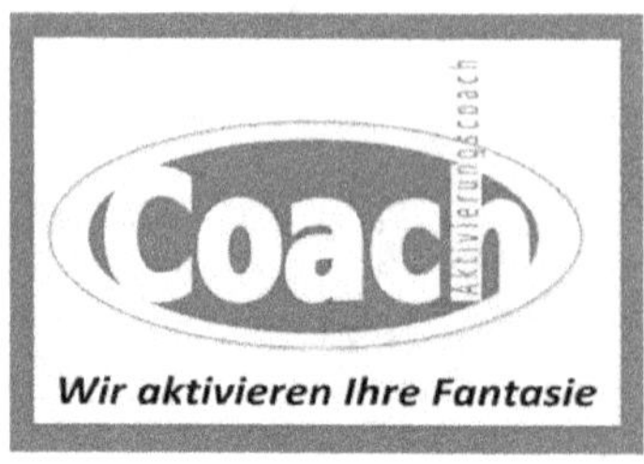

1.Auflage
Vollständige Taschenbuchausgabe

Copyright © 2018 by Denis Geier
Quellenangabe siehe Seite 32
Herstellung und Verlag: CreateSpace, USA, Charleston,SC
ISBN-13: 978-1725097995
ISBN-10: 1725097990

Sie finden uns im Internet unter:
www.Aktivierungscoach.de

So funktioniert das Beschäftigungsangebot

In dieser Aufgabe geht es nun darum, Begriffe zum Thema „Herbst" zu erraten. Dazu lesen Sie bitte Ihren Bewohnern nach und nach die 6 Hinweissätze vor. Nach jedem Hinweissatz sollen die Bewohner versuchen, den gesuchten Begriff zu erraten. Geben Sie Ihren Teilnehmern dafür bitte immer genügend Zeit. Finden Ihre Gruppenteilnehmer die gesuchte Lösung nicht, wiederholen Sie den bereits vorgelesenen Hinweissatz noch einmal und ergänzen Sie diesen mit einem weiteren neuen Hinweissatz. Dies geht solange weiter, bis Ihre Teilnehmer anhand der Umschreibungssätze den gesuchten Begriff letztendlich erraten haben oder es keinen weiteren Hinweissatz mehr gibt. Erklären Sie vor dem Vorlesen Ihren Bewohnern bitte wieder die Aufgabe mit Ihren eigenen Worten oder nutzen Sie bitte den vorformulierten Vorlesetext:

Mustertext zum Vorlesen

Diese Aufgabe ist eine Rateaufgabe. Es geht darum, anhand von Umschreibungssätzen zu erraten, was für ein Suchbegriff gesucht wird. Natürlich hat die Lösung wieder mehr oder weniger mit unserem heutigen Thema zu tun. Das da lautet?… (Warten Sie auf eine Rückantwort Ihrer Bewohner) … Herbst. Lassen Sie uns nun, mit dem ersten Begriff beginnen.

Was könnte das sein? 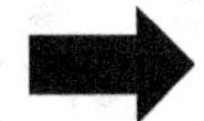

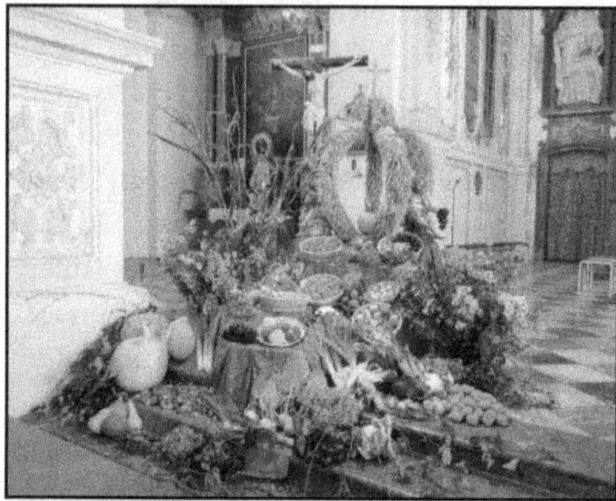

Das gesuchte Fest gab es aber auch schon in vorchristlicher Zeit. Damit ist dieses Fest eines der ältesten Feste, die es bei uns gibt.

Das gesuchte Fest wird in Deutschland jedes Jahr, Ende September oder Anfang Oktober, gefeiert.

Gläubige Menschen bedanken sich auf diesem Fest bei Gott für den Ertrag in der Landwirtschaft.

Das gesuchte Fest wird meistens in einer Kirche abgehalten.

Bei diesem gesuchten Fest werden in der Kirche immer Feldfrüchte, Getreide und Obst dekorativ aufgestellt.

Der gesuchte Begriff lautet:

„Erntedankfest"

Der gesuchte
Gebrauchsgegenstand soll vor
Wettereinflüssen schützen.

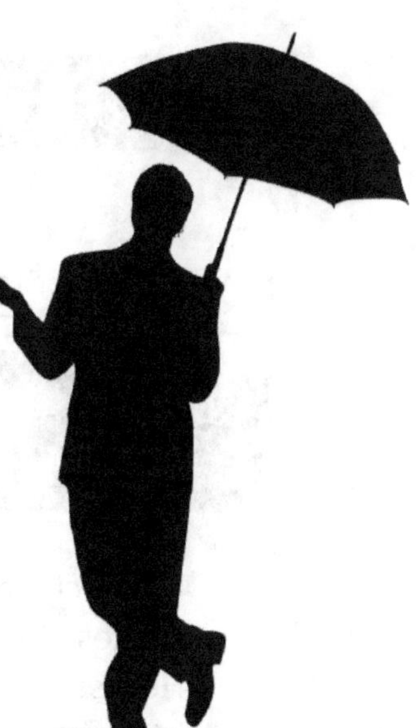

Zum Festhalten
besitzt der gesuchte
Gegenstand einen Griff.

Wenn man den gesuchten
Gegenstand benutzt, scheint
niemals nur die Sonne.

In einer Wüste kann man den gesuchten Gegenstand
nur zweckentfremdet
als Schutz gegen die Sonne nutzen.

Benötigt man den gesuchten Gegenstand nicht, kann
man diesen sehr einfach zusammenfalten.

Wenn es auf einmal zu regnen beginnt,
ist man sehr froh,
wenn man den gesuchten Gegenstand bei sich trägt.

Der gesuchte Begriff lautet:

„Regenschirm"

Diese gesuchte Frucht
wächst auf Sträuchern von bis zu sechs Metern Höhe.

Die Erntezeit der gesuchten Herbstfrucht beginnt je
nach Witterung im September oder Oktober.

Die Schale
der gesuchten
Herbstfrucht
ist nicht zum
Verzehr geeignet.

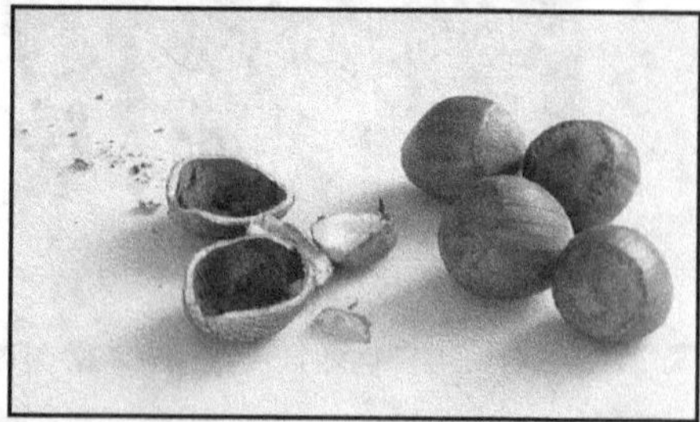

Die gesuchte Herbstfrucht ist reif,
wenn sie ihre typische braune Farbe angenommen hat
und von selbst zu Boden fällt.
Man sollte diese Frucht daher nicht pflücken.

Eichhörnchen lieben diese Herbstfrucht sehr
und sammeln diese darum
auch gerne für ihren Wintervorrat.

Der gesuchte Begriff lautet:

„Haselnüsse"

Eingeführt wurde der gesuchte Begriff in Deutschland im Jahre 1916, drei Wochen später folgten Großbritannien und Irland.

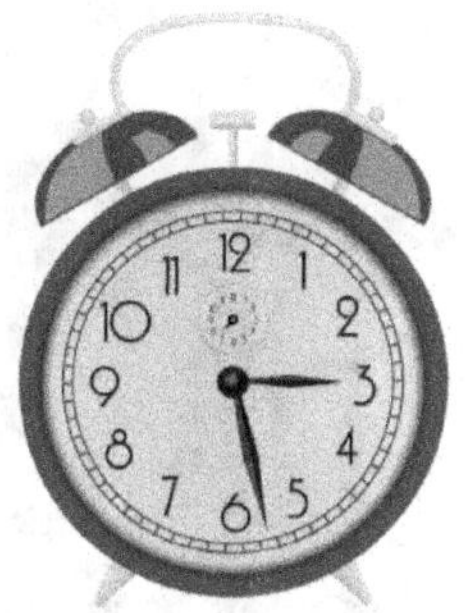

In den Jahren von 1950 bis 1980 wurde auf diese alljährliche Handlungsmaßnahme aber verzichtet. Es gab sie also in dieser Zeit nicht mehr in Deutschland.

Der gesuchte Begriff ist eine sich jährlich im Hebst wiederholende Handlung bzw. Maßnahme, die jeweils am letzten Sonntag im Oktober durchgeführt wird.

Schon seit der Einführung des gesuchten Begriffs und der damit verbundenen Aufgaben wird über den Sinn und Unsinn dieser Maßnahme diskutiert.

Diese Maßnahme wurde eingeführt, um dadurch den Energieverbrauch deutschlandweit zu verringern.

Bei dieser Maßnahme wird die Uhr um eine Stunde zurückgestellt.

Der gesuchte Begriff lautet:

„Zeitumstellung"

Auch bei dem nun gesuchten Begriff handelt es sich um eine bestimmte Zeit. Jedoch ist eine Uhr zur Bestimmung dieser Zeit nicht notwendig.

Feld- und Gartenfrüchte sind in dieser besonderen Zeit reif zum Pflücken.

Die umgangssprachliche Verwendung des gesuchten Begriffs orientiert sich immer an der Reife der Pflanzen.

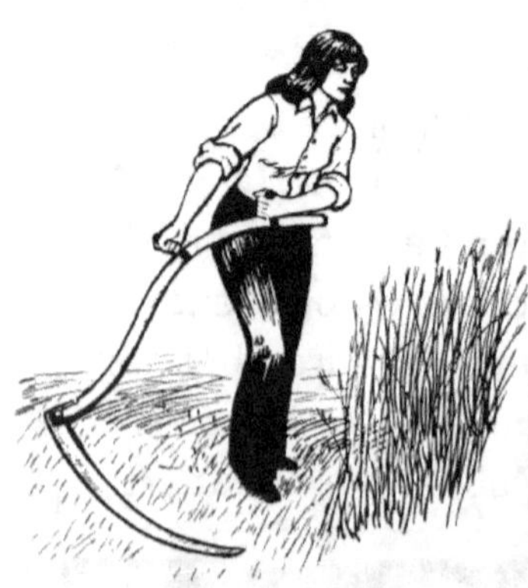

Besonders Hobbygärtner und Landwirte freuen sich auf den Beginn dieser gesuchten besonderen Zeit.

Eigentlich kann man diesen Begriff das ganze Jahr benutzen, doch im Herbst ist für diesen Begriff Hochsaison.

Der goldene Herbst steht darum schlechthin für diesen gesuchten Begriff. Vor allem wenn man dabei an die Ernte von Birnen, Äpfeln und Pflaumen denkt. Aber auch die Felder der Bauern werden in dieser Zeit abgemäht. Darum nennt man diese gesuchte Zeit auch ...?

Der gesuchte Begriff lautet:

„Erntezeit"

Die erste geschichtliche Erwähnung des gesuchten Begriffs geht auf das
5. Jahrhundert v. Chr. zurück und stammt aus China.

Dieser gesuchte Begriff ist ein
Spiel- und Sportgerät, das mit Wind betrieben wird.

Besonders bei Kindern, vor allem im Herbst, ist der gesuchte Begriff als Spielgerät sehr beliebt.

Viele Kinder basteln diesen gesuchten Begriff auch gerne selbst.

Besonders auf Stoppelfeldern und bei kräftigem Herbstwind macht das Spielen mit dem gesuchten Begriff riesigen Spaß.

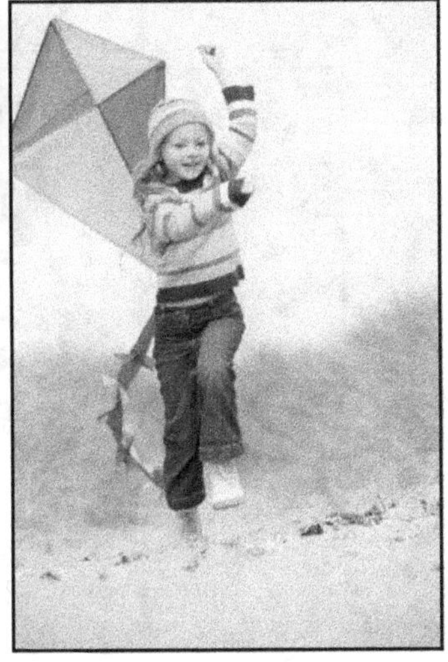

Damit der gesuchte Begriff nicht einfach beim Spielen verschwindet,
wird er die ganze Zeit an der Leine gehalten.

Der gesuchte Begriff lautet:

„Flugdrachen"

Dieses Wildtier lebt natürlich nicht nur im Herbst, aber in dieser Zeit ist dieses gesuchte Tier besonders aktiv.

Das gesuchte Wildtier ist ein kleiner Insektenfresser, aber kein Vogel.

In der Herbstzeit muss das gesuchte Tier viel fressen, um sich eine Winterspeckschicht anzulegen, da das Tier meist schon ab Mitte November einen Winterschlaf hält.

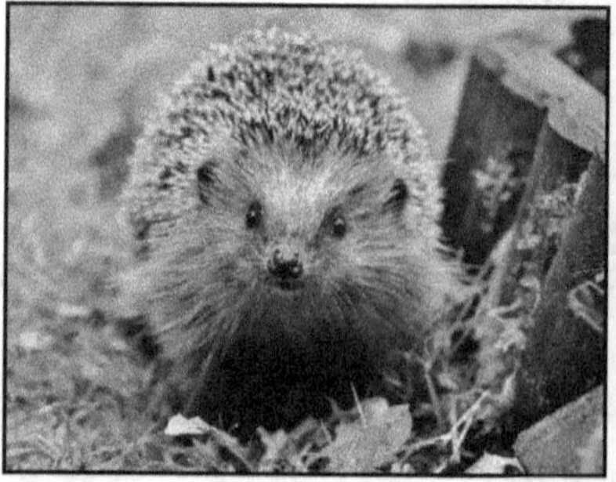

Einige Menschen bauen für das gesuchte Tier sogar ein kleines Haus, was das gesuchte Tier gerne als Unterschlupf im Winter benutzt.

Das gesuchte stachelige Tier lebt nicht im Wald und bevorzugt Gärten.

Der gesuchte Begriff lautet:

„Igel"

Der gesuchte Begriff ist ein Kleidungsstück, das sowohl
von Frauen, Männern als auch Kindern getragen wird.

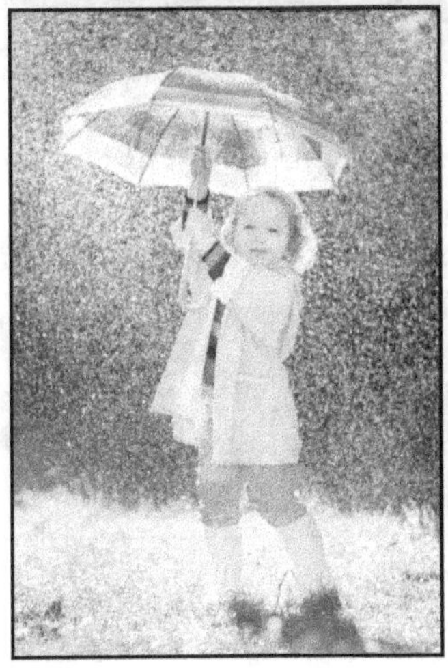

Das gesuchte
Kleidungsstück wurde früher
oft mit
Öl oder Wachs beschichtet.

Im Sommer muss man das
gesuchte Kleidungsstück
seltener tragen,
es kann aber auch in dieser
Zeit vorkommen.

Egal ob Nieselwetter, Sturmregen oder Hagel,
den gesuchten Begriff mag jeder
bei diesem herbstlichen schlechten Wetter.

Das gesuchte Kleidungsstück
ist sehr oft mit einer Kapuze ausgestattet.

Das gesuchte Kleidungsstück ist eine
wasserabweisende Jacke.

Der gesuchte Begriff lautet:

„Regenjacke"

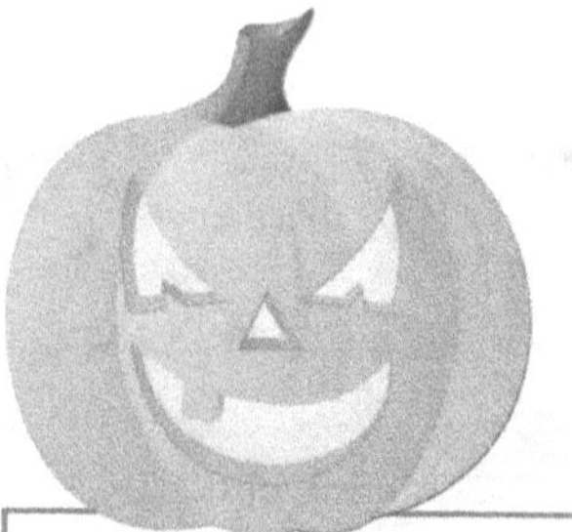

Dieser Volksbrauch ist ein Fest, das immer am Abend und in
der Nacht vor Allerheiligen, also vom 31. Oktober
auf den 1. November, gefeiert wird.

Irische Einwanderer pflegten diesen Volksbrauch vor allen
in ihrer neuen Heimat Amerika,
dadurch wurde dieser Brauch auch bei uns bekannt.

Natürlich gibt es auch eine alte Legende
zu dem gesuchten Volksbrauch. In dieser betrügt
ein gewisser Jack Oldfield den Teufel.

Um die bösen Geister abzuschrecken, stellt man
an diesen „Festtag", laut altem Volksbrauch, ausgehöhlte
Kürbisse mit gruseligen Fratzen auf.

Ein weiterer Brauch besteht darin, dass gruselig verkleidete
Kinder an diesem Abend von Tür zu Tür ziehen
und mit dem Spruch „Trick or treat!", also
„Süßes oder Saures!", um kleine Süßigkeitengaben bitten.

Der gesuchte Begriff lautet:

„Halloween"

Der gesuchte Begriff kann als Tierfutter verwendet werden. Zum Beispiel werden Ziegen und Schafe mit diesem gesuchten Bestandteil von Pflanzen gefüttert.

Die Farbenpracht des gesuchten Begriffs ist besonders im Herbst sehr vielfältig.

Im Herbst bedeckt der gesuchte Begriff wie ein Teppich oft den Waldboden.

Unter dem gesuchten Begriff verstecken sich im Herbst und im Winter jede Menge kleine Insekten.

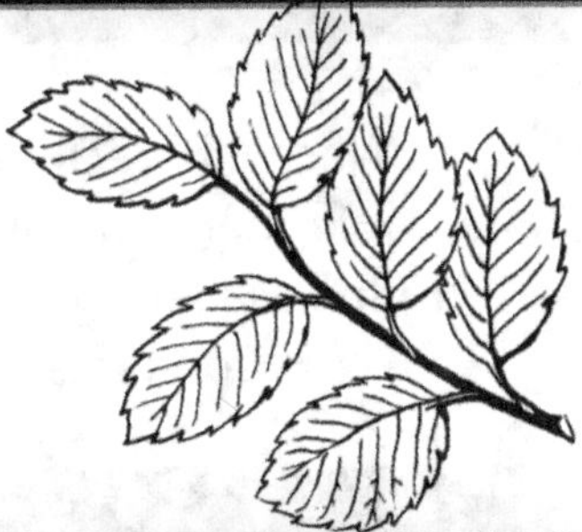

Der gesuchte Begriff ist ein ganz bestimmter Bestandteil von Sträuchern, aber auch von Bäumen.

Nadelbäume wie zum Beispiel Tannen, Fichten oder Kiefern besitzen den gesuchten Begriff aber nicht.

Der gesuchte Begriff lautet:

„Laub/Laubblatt"

Der nun gesuchte Begriff ist besonders
bei Kindern sehr beliebt. Erwachsene erfreuen sich
aber auch an dieser besonderen herbstlichen
Veranstaltung in der Dämmerung.

Oft basteln Kinder
die benötigten Utensilien
selbst.

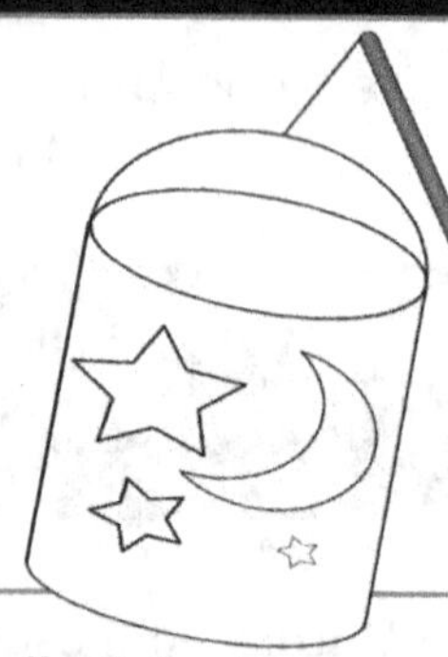

Bei dieser Veranstaltung
wird viel gesungen.

Nach Einbrechen der Dunkelheit beginnt zum
krönenden Abschluss ein Umzug durch die
Straßen. Dabei wird natürlich kräftig gesungen und ein
besonderes Licht vor sich her getragen.

In katholisch geprägten Regionen in Deutschland
wird diese Veranstaltung auch
Sankt-Martins-Umzug genannt.

Eines der beliebtesten Lieder während des Umzugs
ist das Lied: „Sonne, Mond und Sterne".

Der gesuchte Begriff lautet:
„Laternen- und Lichterfest"

Der nun gesuchte herbstliche Begriff ist besonders bei Sammlern sehr beliebt.

Das herbstliche Sammelobjekt kommt aber nicht in eine Vitrine, sondern ist essbar und landet daher meistens sofort im Topf.

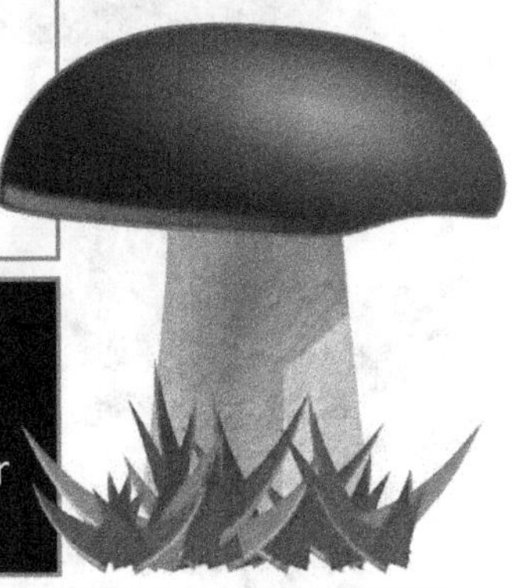

Wer nicht viel Ahnung von dem gesuchten Sammelobjekt hat, kann sich durch diese Unwissenheit sogar in Lebensgefahr begeben.

Diesen gesuchten Begriff kann man generell das ganze Jahr sammeln, doch im feuchteren Herbst ist es wahrscheinlicher, dieses „Sammelobjekt" auch zu finden.

Zum Sammeln benötigt man außer viel Zeit auch noch etwas Glück, einen Korb, ein paar Tage Regen und einen Wald.

Besonders beliebt bei diesen Sammlern sind Stockschwämmchen, Riesenschirmling und Trompetenpfifferling.

Der gesuchte Begriff lautet:

„Pilze"

Der nun gesuchte Begriff ist kein Gegenstand, sondern
ein Ereignis, das sich seit Jahrtausenden
jedes Jahr wieder im Herbst, vor dem ersten Schnee,
aufs Neue wiederholt.

Es geht dabei um eine Herbstreise der besonderen Art.
Es ist aber keine Urlaubsreise.

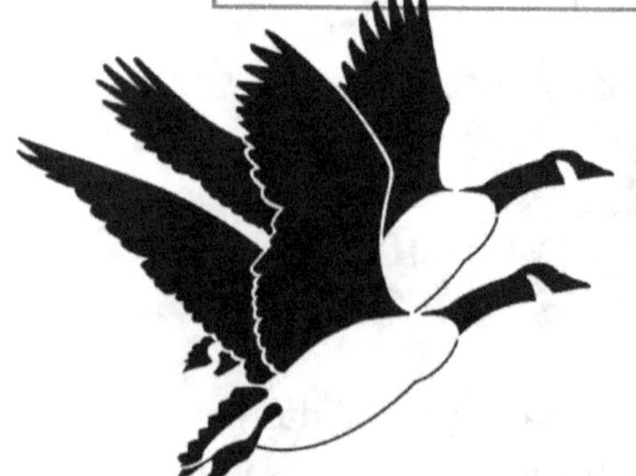

Kein Mensch tritt diese Reise an,
aber einige gefiederte Tiere
schon.

Auf diese Herbstreise begeben
sich zum Beispiel der Kranich,
Kiebitz, Kuckuck, Storch
sowie natürlich die Wildgänse.

In dem Kinderbuch der schwedischen Schriftstellerin
Selma Lagerlöf begibt sich auch ein kleiner Junge
mit Namen Nils Holgersson
gemeinsam mit Wildgänsen auf diese Reise.

Man könnte glauben, dass diese Tiere
mit einem Zug diese Reise antreten, aber da es sich
bei ihnen um Vögel handelt, fliegen sie natürlich.

Der gesuchte Begriff lautet:

„Vogelzug der Vögel“

Der nun gesuchte Begriff ist eine herbstliche Tätigkeit.
Es handelt sich dabei aber nicht um einen lustigen
Freizeitspaß, sondern um harte Arbeit.

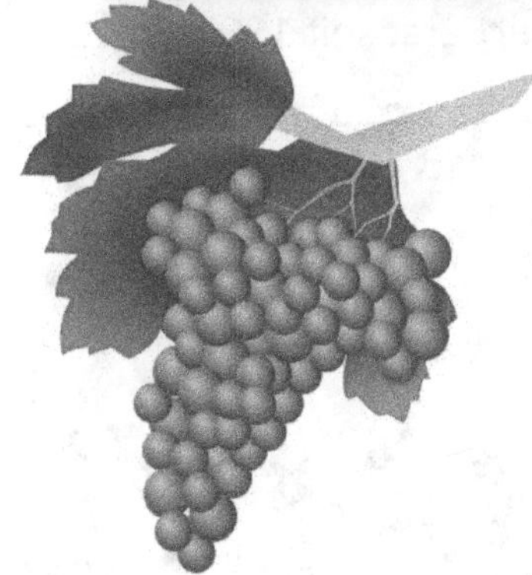

Die gesuchte Tätigkeit wird
auch oft als „Herbsten"
bezeichnet.

Wenn sich der Sommer verab-
schiedet und die Tage kürzer
werden, beginnt diese
gesuchte Tätigkeit

Bei dieser gesuchten Tätigkeit werden bestimmte Kletterpflanzen ab-
geerntet. Diese gehören zu den ältesten Kulturpflanzen der Menschheit.

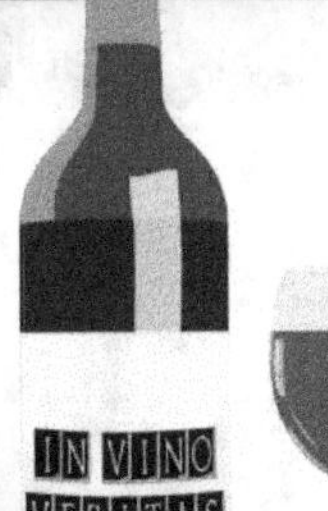

Winzer freuen sich
über diese Zeit besonders.

Ohne diese herbstliche Tätigkeit würden
Wein- und Sektliebhaber kein Vergnügen mehr haben.

Der gesuchte Begriff lautet:
„Weinlese/Traubenlese"

Der jetzt gesuchte Begriff ist der Name eines Feiertages, der jedes Jahr im Herbst gefeiert wird.

Dieser Feiertag existiert erst seit 1990.

In Deutschland ist dieser gesuchte Tag ein gesetzlicher Feiertag, der in allen Bundesländern gefeiert wird.

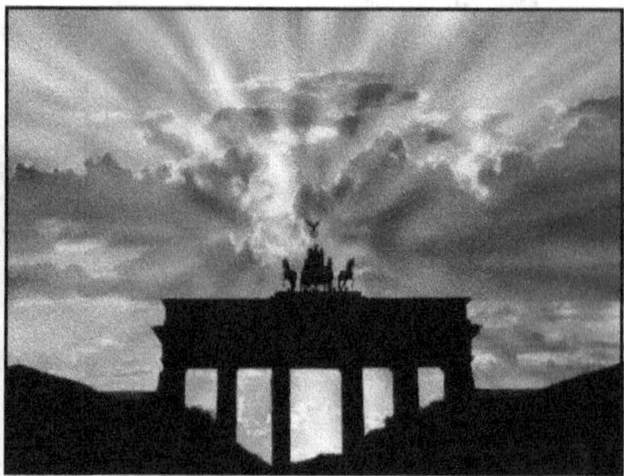

Dieser Nationalfeiertag wird jedes Jahr genau am 3. Oktober deutschlandweit gefeiert.

Ohne die ehemalige DDR würden wir diesen Feiertag heute nicht haben.

Dieser gesuchte Feiertag wurde durch die deutsche Wiedervereinigung möglich.

Der gesuchte Begriff lautet:
„Tag der deutschen Einheit"

Der nun gesuchte Begriff ist die Bezeichnung eines
bestimmten Geländes.

Dieses Gelände ist ein wichtiger Ort
für die Nahrungssuche von Zugvögeln im Herbst.

Wenn man diesen gesuchten Ort barfuß betritt, kann das
sehr unangenehm für die Füße sein.

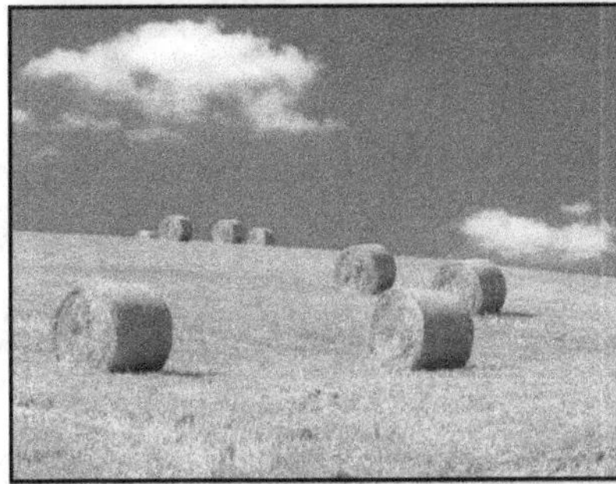

Alljährlich im August
findet in der Region
Stuttgart der traditionelle
„Schäferlauf" statt.
Dieses Wettrennen wird
auch an dem gesuchten
Ort durchgeführt.

Gerne lassen die Kinder im Herbst
auf diesem gesuchten Feld auch ihre wunderschönen
Drachen in die Luft steigen.

Der gesuchte Ort ist ein abgeernteter Getreide-Acker,
auf dem noch die unteren Stängelteile von Pflanzen
eingewurzelt stehen.

Der gesuchte Begriff lautet:

„Stoppelfeld"

Der nun gesuchte Begriff ist ein alter Brauch.

Dieser Brauch wird jedes Jahr zu Ehren des heiligen Bischofs Martin von Tours zelebriert.

Bei diesem Brauch handelt es sich um einen sogenannten Heischebrauch (das ist ein Brauch, bei dem es um das Erbitten von Gaben geht).

Bei diesem Brauch gehen Kinder von Tür zu Tür und singen. Für ihren Gesang bekommen sie eine kleine Gabe, heutzutage meist Süßigkeiten.

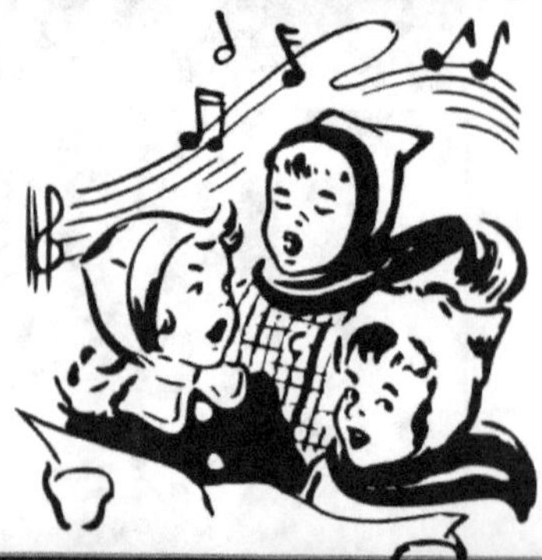

Dieses Singen an der Haustür wird von Region zu Region unterschiedlich genannt. Zum Beispiel: Schnörzen, Gripschen, Dotzen oder im Bergischen Land auch Mätensingen.

Zwei der traditionell gesungenen Lieder sind zum Beispiel „Als Martin noch ein Knabe war" oder „Matten Matten Meeren".

Der gesuchte Begriff lautet:

„Martinssingen"

Der nun gesuchte Begriff ist ein Tier. Die wilden Verwandten verlassen uns aber jedes Jahr zur Herbstzeit.

Das gesuchte Tier wird als Heim- und Nutztier gehalten.

Das gesuchte Tier hat einen besonders markanten Hals.

Besonders das Fleisch und die Federn machen dieses gesuchte Tier für uns Menschen sehr beliebt.

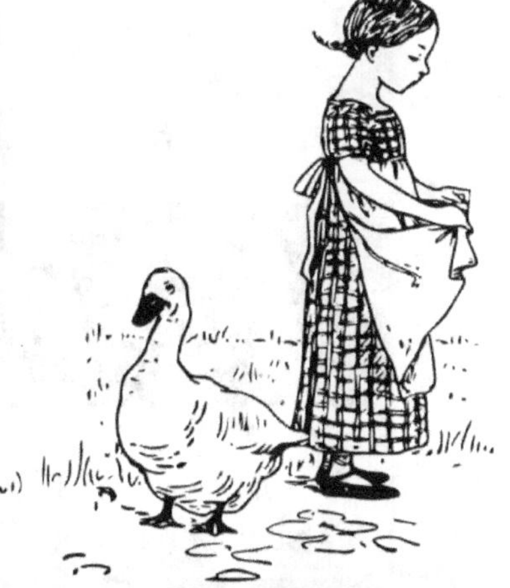

Eine besondere Rolle spielt das gesuchte Tier auch im Martinsbrauchtum um den heiligen Martin von Tours.

Auch zu Weihnachten ist das gesuchte Tier im deutschsprachigen Raum traditionell als Weihnachtsessen sehr beliebt.

Der gesuchte Begriff lautet:

„Hausgans"

Der gesuchte
Zeitraum
dauert meistens
nicht länger
als zwei
Wochen.

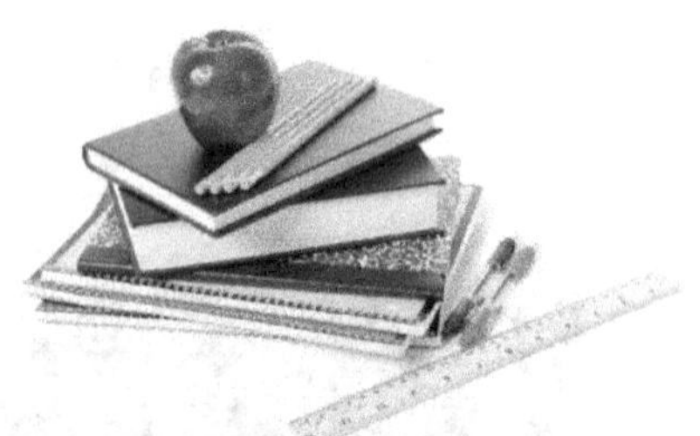

Der gesuchte Zeitraum beginnt nicht jedes Jahr am selben Tag. Es gibt also keinen bestimmten Termin wie bei Feiertagen.

Wann dieser besondere Zeitraum im Herbst ist, entscheiden in Deutschland die einzelnen Bundesländer.

Früher mussten die Bauernkinder in dieser Zeit auf dem heimischen Hof als Erntehelfer mitarbeiten.

In diesem Zeitraum findet heute in den Schulen kein Unterricht statt. Darum ist dieser gesuchte Zeitraum nach den Sommerferien sehr beliebt bei den Kindern.

Der gesuchte Begriff lautet:

„Herbstferien"

Jetzt wird ein Kleidungsstück gesucht, das man im Sommer selten trägt, aber im Herbst doch relativ oft.

Wenn man das gesuchte Kleidungsstück anzieht, trägt man es immer paarweise.

Bei dem gesuchten Begriff handelt es sich um eine Art von Regenkleidung. Es ist aber kein Anorak und auch kein Regencape.

Bei dem gesuchten Kleidungsstück handelt es sich um waden- bis kniehohe Schuhe.

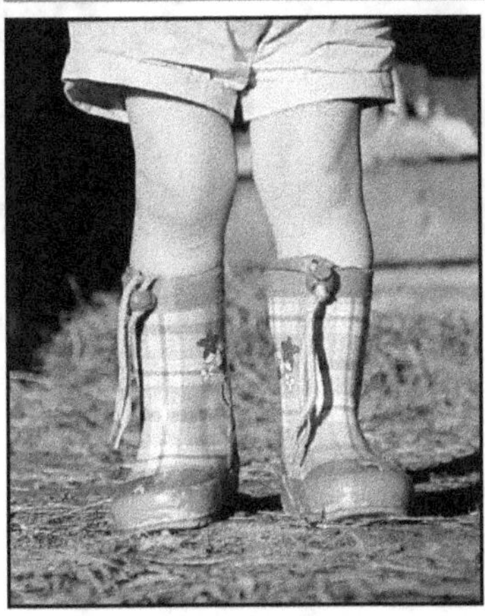

Im Norddeutschen wird das gesuchte Kleidungsstück auch Galosche oder Kalosche genannt.

Bei dem gesuchten Begriff handelt es sich um Schuhe, die besonders wasserdicht sind.

Der gesuchte Begriff lautet:

„Gummistiefel"

Man kann den gesuchten Begriff kochen und grillen.

Der gesuchte Begriff hat meistens eine gelbe Farbe. Es gibt diesen Begriff aber natürlich auch noch in anderen Farbvarianten.

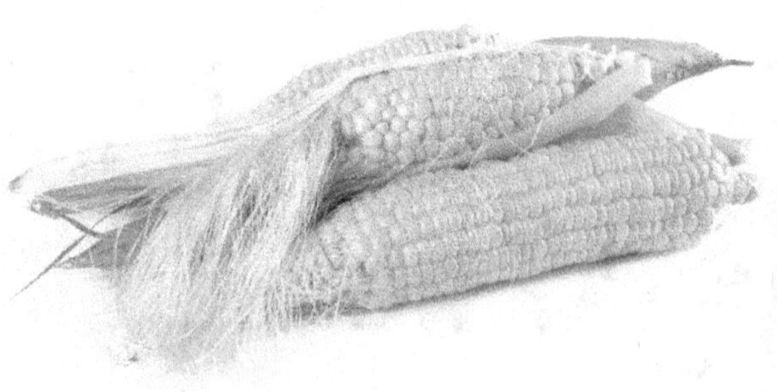

Bei Kinobesuchern ist der gesuchte Begriff auch sehr beliebt, da aus ihm Popcorn gemacht werden kann.

Der nun gesuchte Begriff ist ein anderer Name für den Herbst, der in früheren Zeiten gebräuchlich war.

Der gesuchte Begriff bezeichnet besonders milde Herbsttage und eine damit verbundene späte Warmperiode.

In Nordamerika wird unsere gesuchte herbstliche Zeit auch „Indian Summer" genannt. Doch wie nennen wir diese Zeit hier bei uns?

Andere Bezeichnungen für den gesuchten Begriff sind zum Beispiel: Mädchensommer, Mettkensommer, Witwensommer, Martinssommer oder Allerheiligensommer.

Der gesuchte Begriff ist also eine bestimmte Bezeichnung für unseren Spätsommer.

Alte Frauen haben mit dieser spätsommerlichen Bezeichnung nicht viel zu tun, obwohl man das glauben könnte, wenn man das gesuchte Wort laut vorliest.

Der gesuchte Begriff lautet:

„Altweibersommer"

Man soll die Feste feiern, wie sie fallen, und das tun wir auch im Hebst, mit einem ganz besonderen Fest. Wissen Sie, welches Fest gemeint sein könnte?

In Deutschland gibt es im Herbst das gesuchte Fest in fast jeder größeren Stadt.

Auf dem gesuchten Fest werden besonders gerne Trachten getragen.

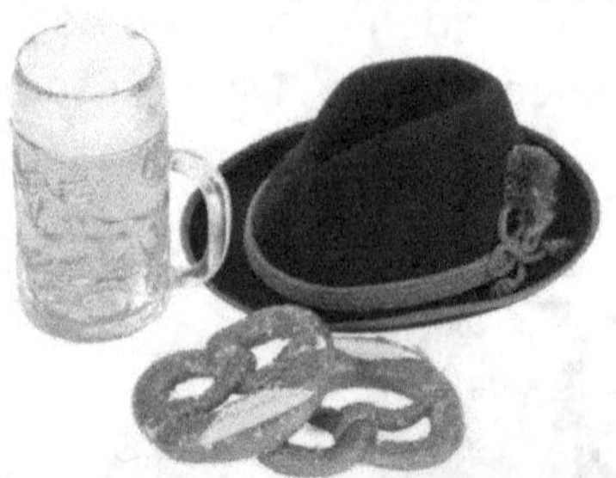

Auf dem gesuchten Fest sind besonders Laugenbrezeln, Weißbier und Weißwürste sehr beliebt.

Das berühmteste gesuchte Fest dieser Art findet seit 1810 auf der Theresienwiese in der bayerischen Landeshauptstadt München statt.

Das gesuchte Fest ist immer im Oktober.

Der gesuchte Begriff lautet:

„Oktoberfest"

Der jetzt gesuchte Begriff ist bei Vögeln wenig beliebt,
da einige sich vor diesem Begriff etwas ängstigen.

Umgangssprachlich wird der gesuchte Begriff
auch als Schimpfwort verwendet, für Menschen, die sehr
unordentlich gekleidet oder verwahrlost wirken.

Der deutsche Dichter und Schriftsteller
Johann Ludwig Tieck (1773–1853)
schrieb einen ganzen Roman über den gesuchten Begriff.

Als kleinere Variante findet man
den gesuchten Begriff heute auch
häufig als Herbstdekoration in den
heimischen Wohnstuben.

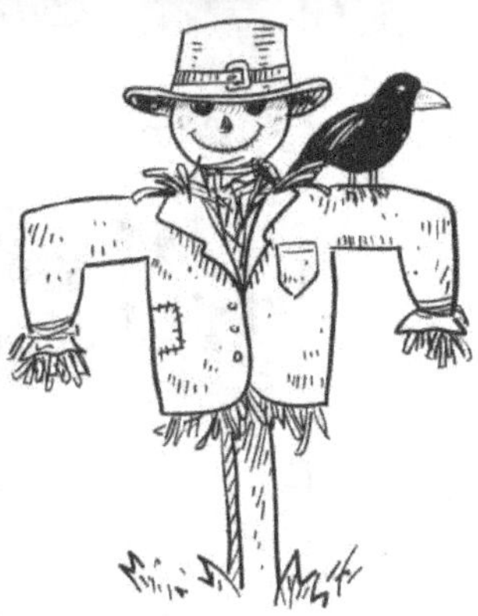

Die Hauptaufgabe
des gesuchten Begriffs besteht
aber darin, Vögel von Feldern
oder Gärten fernzuhalten.

Bei diesem gesuchten Begriff handelt es sich
um eine menschenähnliche Figur
aus Holzstangen und alten Kleidungsstücken.

Der gesuchte Begriff lautet:

„Vogelscheuche"

Der nun gesuchte Begriff beschreibt ein natürliches Ereignis im Herbst.

Jeder Gärtner und Obstbauer kennt dieses Ereignis.

Insekten lieben diesen Begriff sehr.

Der nun gesuchte Begriff, ist keine bestimmte Frucht.
Es kann sich dabei sowohl um Äpfel, Birnen,
Zwetschgen oder Kirschen handeln.
Wenn man es genau nimmt,
kann jede Frucht zu dem gesuchten Begriff werden.

Bei dem gesuchten Begriff handelt es sich um Früchte,
die von hochwachsenden Pflanzen gefallen sind.

Diese gesuchten Früchte hängen nicht auf Bäumen oder Sträuchern, sondern liegen auf dem Erdboden.

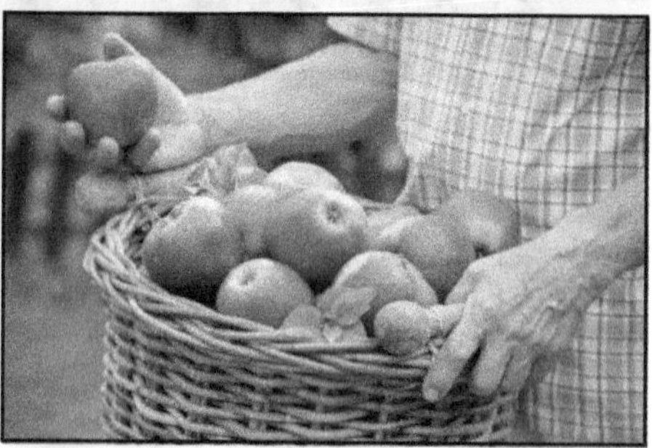

Der gesuchte Begriff lautet:

„Fallobst"

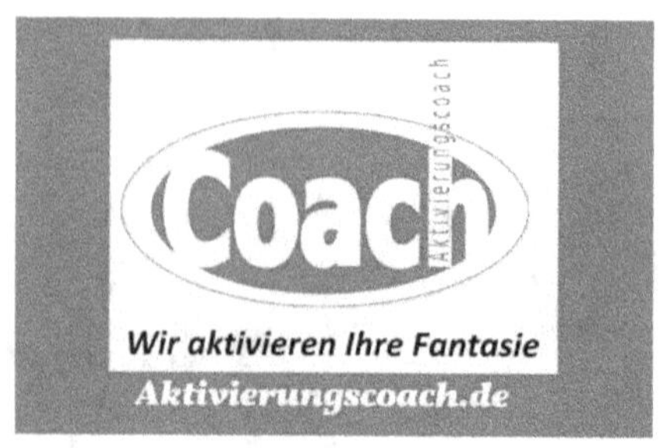

Quellenangabe:

Autor: Denis Geier

Illustration Buchcover(Gegenstände): © Can Stock Photo / Sonulkaster, Buchcover Hintergrundillustration: © Can Stock Photo / Oksancia, Illustration Seite 1: © Can Stock Photo / Kudryashka, Foto Seite 6: © pixabay/ tassilo111, Illustration Seite 7: © pixabay/ Mohamed Hassan, Foto Seite 8: © pixabay/ Lebensmittelfotos, Illustration Seite 9, 16, 17, 19, 23: © pixabay/ OpenClipart-Vectors, Illustration Seite 10 „Frau mit Sense": © OpenClipart-Vectors, Illustration Seite 10 „Weizen" Clker-Free-Vector-Images, Foto Seite 11: © Can Stock Photo / monkeybusiness, Foto Seite 12: © pixabay/ Alexas_Fotos, Foto Seite 13: © Can Stock Photo / famveldman, Illustration Seite 14, 15, 18, 27: © pixabay/ Clker-Free-Vector-Images, Foto Seite 20: © pixabay/ werner 22brigitte, Foto Seite 21: © pixabay/ Tobias_Zw, Illustration Seite 22: © openclipart/ Firkin, Foto Seite 24: © Can Stock Photo / mflippo, Foto Seite 25: © pixabay/ Martin Holzer, Foto Seite 26: © pixabay/ Larisa-K, Foto Seite 28: © Can Stock Photo / Alexandre17, Illustration Seite 29: © Can Stock Photo / lhfgraphics, Foto Seite 30: © Can Stock Photo / gajdamak.

Sehr geehrte Leserinnen und Leser,

stetig sind wir bemüht, Ihnen interessante und spannende Buchprojekte zu präsentieren. Dabei versuchen wir auch, Ihnen als freie Selfpublisher möglichst professionelle und unterhaltsame Texte anzubieten. Alle diese Texte werden mit großer Liebe und Hingabe erstellt und anschließend von einem professionellen Korrektor geprüft. Dennoch kann es vorkommen, dass sich der ein oder andere kleine Fehler trotz aller Sorgfalt eingeschlichen hat. Sollte dies der Fall sein, bitten wir, dies zu entschuldigen. Über eine kurze Info- bzw. Fehler-E-Mail würden wir uns freuen, sodass wir diesen Fehler zeitnah entfernen können.

Wir wünschen Ihnen weiter viel Vergnügen mit unseren Büchern und verbleiben mit freundlichen Grüßen

Denis Geier